Margarita para los chanchos…

Autismo: Representando un Enfoque

Humberto Guerrero

Copyright © 2012 Author Name

All rights reserved.

ISBN:1512306258
ISBN-139781512306255

A Paco, Felipe y Batata.

CONTENTS

1. *Introducción* — 8
2. *Margarita 1 – Fabricio busca el Sol* — Pg 12
   El autismo y yo — Pg 13
3. *Margarita 2 – El Buen Tipo* — Pg 20
   Ni queriendo, No digo — Pg 22
   No Molesta — Pg 24
4. *Margarita 3 – Cacho* — Pg 26
   Algo huele bien — Pg 29
5. *Margarita 4 – No diagnostique a su suegra* — Pg 34
   La Hipótesis — Pg 38
6. *Margarita 5 – Neurociencia Extrema* — Pg 42
   El Olfato — Pg 46
   Aclarando, que oscurece — Pg 48
   De regreso — Pg 51
   Cualidades del olfato — Pg 55
   Autismo y olfato, el chancho y la velocidad — Pg 57
   Analogía con un " daltonismo para el olfato" — Pg 65
7. *Margarita 6 - ¿ El Primer Autista?* — Pg 68

	La representación	Pg 70
	De la teoría a la práctica	Pg 75
	Conclusión	Pg 77
	El enorme mundo representado de Fabricio	Pg 79
8	*Margarita 7 – Especial de fin de año*	Pg 81
	No todo debe ser explicado	Pg 84
9	*Referencia y Bibliografía*	Pg 85
10	*Acerca del autor*	Pg 88

Margaritas de la palabra

Margaritas de la ciencia

Recogí las margaritas,

como el perro recoge las migas

que caen de la mesa,

aún sin saber cual fue el banquete servido,

en los pequeños sabores descubro los manjares que fueron…

Introducción

El aporte más significativo de este trabajo, quizás sea el hecho de haber contemplado, la condición autista, desde la perspectiva de la representación.

En tanto el sujeto con autismo no siente, o percibe de modo disfuncional, sino se representa el mundo de modo particular; la diferencia sutil del concepto pone la atención en los mecanismos de representación.

"El protocolo de diagnóstico internacional del autismo que va a aprobarse próximamente, el DSMV, pretende hablar de disfunciones sensoriales en el autismo y yo defiendo que debe hablarse de diferencias sensoriales. Ellos huelen, oyen, ven, escuchan y sienten en su piel de modo diferente a nosotros." Olga Bogdashina

Si bien estos mecanismos están subordinados a las funciones sensoriales, no solo dependen de los conceptos de hipo o híper sensibilidad sensorial o las peculiaridades en la "percepción".

Cuando hablamos de "mundo" en sentido amplio, hablamos de todo cuanto está en nuestro entorno, lo sustancialmente percibido y lo representativamente afectivo o emotivo. El árbol del patio en la casa de mis abuelos, el olor a mermelada de naranja en los desayunos de verano, la sensación de sudor por las noches y sus ruidos. No son otros sino esos que evocamos de manera representativa y precisa, lejos de cualquier otra experiencia similar, no habrá otro árbol, otra mermelada, otro sudor otras noches, más que aquellos recuerdos que se nos representaron, de modo particular.

De tal manera el mundo representado, del sujeto con autismo, depende como es claro, de sus funciones perceptivas, pero lejos de ser estas diferentes en un sentido de función (hipo-híper), son los mecanismos representativos los que, son diferentes.

¿Qué es primero?, sin duda el acto perceptual antes que el objeto mismo, y el primer "objeto"…YO. (A. Schopenhauer)

"El uso del YO (por aquello que las personas con autismo se refieren a ellos mismos en tercera persona), NO obedece a la falta de un YO, sino al concepto

literal de cómo fueron aprendidas las sentencias" (Olga Bogdashina- hablando del uso sensorial de la palabra, Los Cabos, Baja California – México -2014)

Aquí la segunda especulación hipotética, podemos decir la más intuitiva, sin que por ello carezca de valoración empírica, sobre todo basado en la observación y análisis clínico, además de la interpretación teórica de los fenómenos.

¿Qué sentido es el primero en involucrase en acto perceptual, por ende define el modo representacional del sujeto?; tengo la convicción que es el olfato.

Por lo tanto, y según teorías que han servido de respaldo a este trabajo, como la experiencia personal, sería el olfato el principal organizador del psiquismo.

El principal "ordenador" de nuestras representaciones.

En tal caso, lo que llamo de una manera figurada para explicar un modo diferente de olfación, "un daltonismo olfatorio", devendría en un modo particular y único de representación y se manifestaría por lo que entendemos como Condición del Espectro Autista.

Margarita 1

Fabricio busca el sol...

Imperceptible, silencioso, se hace un bollito, se vuelve sobre si mismo, cruza los brazos por delante y pone la cabeza entre las piernas flexionadas, sobre las que se arrodilla. Bicho bolita.

Del mismo modo que levantamos una piedra para encontrar un bicho bolita un día de humedad, basta con buscar un haz de luz solar para encontrar a Fabricio, asoleándose. No lo mira, no lleva el rostro a su encuentro, se somete, sucumbe, duerme, escucha, se comunica en silencio.

Entiendo un vínculo Fabricio-Sol, un diálogo en silencio, un momento una pausa, un idilio.

Aprender a ser sol, una gran empresa, como escuche hace poco si es "imposible" entonces sé que me llevará más tiempo.

El autismo, y yo.

Cunando me eligió el autismo… es la pregunta y la motivación, como dice el profesor Theo Peteers : "… *No tiene sentido "forzar" a alguien a que trabaje con niños con autismo. Conocemos ejemplos de directores de escuela que escogen a los profesores al azar. Esto no funciona. Los profesionales han de escoger el autismo por sí mismos. No hacen una elección "a pesar del autismo", sino "a causa del autismo"*, (tomado del decálogo del profesional)".

Debería ir a mi niñez, cuando tenía un amigo Guillermo C. a la vuelta de casa, con cinco o seis años ambos, no advertí nunca que tuviera una "discapacidad", para mí, era simplemente mi amigo, supongo que no hablaba no lo recuerdo, pero de algo estoy seguro entre nosotros nunca hubo problemas de comunicación. ¿Habrá sido este el comienzo?, no lo sé, Guillermo y yo, crecimos y ya no jugábamos juntos, y supongo que mis intereses y amigos fueron cambiando… seguí saludando y compartiendo muchos cumpleaños con Guillermo, hasta que un día ya no lo vi más…

Cuando tuve unos diecisiete años, comencé a asistir al Instituto Hellen Keller (Institución de educativa de personas no videntes) de la

Ciudad de Córdoba, allí como voluntario (en esa época funcionaba también un hogar donde los niños permanecían en la institución de lunes a viernes), así que la actividad de los voluntarios estaba orientada a ocupar horas de juego y pasatiempo con los pequeños…

En esa época (1988), la institución agrupaba los niños, según sus capacidades y autovalimiento, en: no videntes con y sin resto visual, y multi impedidos, este segundo grupo se conformaba por el colectivo de niños que además de ser no videntes, tenían algún otro trastorno asociado, de manera inespecífica y sin un criterio evidente para los voluntarios al menos, constituían la mitad de la población del Instituto (aclaro que este grupo tenía asistencia y supervisión de una fundación Hilton Perkins que funcionaba dentro del Instituto Hellen Keller y que desarrollaron modelos teóricos de abordaje y trabajos de investigación, que fueron trabajos de vanguardia en Latino América).

Este colectivo en particular, era el que me eligió, estos niños llamaban particularmente mi atención porque veía como "alternativamente" usaban recursos para comunicarse aun cuando, muchos no solo no veían sino además no escuchaban, y/o tenían limitaciones motrices…

Ya antes de comenzar mis estudios universitarios sabía que, quería trabajar con personas con "discapacidad", y lo que entendía en ese momento como "multi impedimento" y que la "llave" era la comunicación...

Dentro de esta hermosa Institución conocí a mi primer Maestro, bien lo escribo con mayúscula, porque de alguna manera fue mi hacedor, Miguel Ángel Ciapponi, profesor de educación física y psicomotricista, trabajaba dentro de la Institución y me enseño entre otras cosas, la premisa fundamental para el trabajo con personas con discapacidad: "... *no sabemos si hacemos las cosas bien o mal, sabemos que cuando comenzamos con estos chicos, traen una mirada mórbida, triste, hoy tienen una mirada diferente, viva, alegre, tan mal no debemos haber hecho las cosas...*"

Por ese entonces, también, conocía al Dr. Rodolfo Castillo Morales (vecino, era cliente del negocio de la familia), a tiempo de terminar la educación media y sabiendo que Castillo Morales trabajaba con "discapacidad" (no hace falta presentar tamaña figura), me acerque a su consultorio para que me aconsejara que estudiar en relación a mi motivación... Kinesiología, me dijo, luego puedes especializarte en neuro kinesiología, no hizo falta más investigación al respecto, inmediatamente me inscribí en la carrera.

Mientras cursaba la carrera seguía vinculado al Instituto Hellen Keller y la relación con Miguel Ángel Ciapponi, se fue estrechando, Miguel Ángel, me invitó a participar de otro espacio de trabajo con personas con "discapacidad" (en su mayoría con problemas motrices) el centro de Actividades Deportivas Gimnasio Municipal Manuel Belgrano que funcionaba en el playón deportivo y pista de atletismo del antiguo edificio del IPEF (Instituto Profesorado de Educación Física) enclavado en la entrada del Parque Sarmiento de la Ciudad de Córdoba, hago mención a este espacio, porque me sirvió para realizar la especialidad como neuro-kinesiólogo con la supervisión de la Universidad Nacional de Córdoba, a través de la escuela de Ciencias Médicas la Licenciatura en Kinesiología y Fisioterapia.

De esta experiencia, nace la motivación concreta de asumir como interés de investigación: la comunicación como fenómeno, la conducta en relación a la comunicación, y como van suponiendo… ¿Qué es esto, que llamamos autismo?, (1994). Mi primer soporte teórico fue un libro que me acompaño hasta hace unos días cuando lo regalé a alguien que quiero mucho, esperanzado en que surta el mismo efecto que en mí. Un buen libro es a menudo, un buen disparador.

Teoría de la comunicación humana. Paul Watzlawick, quedé totalmente atrapado por lo que representa el primero de los cinco tópicos que Watzlawick, enuncia: "Es imposible no comunicarse: Todo comportamiento es una forma de comunicación. Como no existe forma contraria al comportamiento («no comportamiento» o «anti comportamiento»), tampoco existe «no comunicación»." Por lo tanto el que consideráramos en el autismo un déficit en la comunicación, debería tener más que ver con nosotros que con las personas con autismo.

Miguel Ángel había constituido un grupo importante (creo que sin querer), de alumnos pasantes de diferentes carreras un buen número de concurrentes para actividades físicas, como habíamos logrado que nos cedieran el natatorio de la Escuela Manuel Belgrano, la actividad era en el medio acuático, y nos constituimos en un número aproximado de 30 "terapeutas" y 30 "concurrentes"(ya que la condición de trabajo dentro del agua era uno a uno), como el número era significativo y las posibilidades del medio acuático daban para realizar un buen desarrollo de actividades neuro cognitivas y pedagógicas, comenzamos dirigidos y motivados por Miguel Ángel Ciapponi, a realizar "registros", de lo que observábamos, con la intención de promover diferentes pautas para trabajos de investigación posterior y definir una metodología para el trabajo de personas con personas con discapacidad en el medio acuático.

Con apoyo relativo de la Universidad Nacional de Córdoba a través de la Licenciatura de Kinesiología y Fisioterapia, con apoyo parcial de IPEF (Instituto Profesorado de Educación Física) y con apoyo nulo del Instituto Domingo Cabred, como del Ministerio de Educación de La Provincia de Córdoba, el proyecto sobrevivió por un puñado de voluntades particulares, cuatro años. El primer espacio verdaderamente interdisciplinario donde convergíamos estudiantes de kinesiología, fonoaudiología, profesores de educación física y educación especial, profesores de hipoacúsicos, psicomotricidad, físicos, profesorado de no videntes, medicina. Se disolvió, no voy a realizar juicio de valor respecto de las políticas de Gobierno, solo que esta fue la primera de muchas experiencias futuras donde queda claro, que no hay un interés real en sostener actividades, educativas, de investigación, recreación etc., aun cuando no se trate solo de cuestiones presupuestarias, sino de mediocridad institucional, la "discapacidad" sigue siendo *el último orejón del tarro*, en las prioridades políticas de la mayoría de los Gobiernos Latino Americanos.

Más adelante haré referencia puntual a uno de los "registros", que hiciera en este ámbito y como determina el enfoque del modelo teórico que formulo para la comprensión del autismo.

Como mencioné antes, mi primer encuentro fue con la comunicación como fenómeno y después entender que lo que estaba estudiando era en realidad la fenomenología más significativa de la condición autista, fenómeno por aquello que aparece, y lo que primero se advierte en una persona con autismo es que en apariencia no "habla" o no "escucha".

Margarita 2

El Buen Tipo

Me gusta pasar el tiempo junto al vidrio, del otro lado esta él, lo conozco bien, cuando estoy mal hablamos y me levanta el ánimo. Tiene un rostro tranquilo parece un poco intelectual, aunque los dos sabemos que no terminó el secundario. Tiene un hijo pequeño y la mujer lo ama, un trabajo estable y un hogar debo decir que lo envidio mi vida es muy distinta. Estoy deshecho hoy hice muchas cosas estúpidas y la policía me vendrá a buscar, quizás sea la última oportunidad que tenga para hablarle, debo despedirme.

Me observa poco, tímidamente levanta la mirada al contestarme, un par de veces miré sus ojos y me repetí en ellos infinitamente. Lo quiero es buen tipo, no como yo que desconfío de todo el mundo. Tengo que despedirme, pero, ¿Qué le digo? Bueno, si lo pienso bien en él podría confiar, al fin de cuentas siempre fue sincero conmigo. Se va a poner mal, no tanto como lo estoy yo ahora.

- Hola – sonó un golpecito seco en el vidrio con los nudillos desnudos y la mano sudorosa.

- Hola, te ves mal… mucho peor que la última vez.

- Hoy es la última vez, ya no volveremos a vernos.

- Eso me dijiste las últimas cuatrocientas veces.

- No, esta vez es como te digo, cometí muchos errores irreparables, la policía vendrá por mí, y se acabó todo.

- ¡Vamos! Con voz la cosa no se acaba nunca y tampoco conmigo – se sonríe- acá voy a estar siempre que me necesites.

- Sos, buen tipo.- cómplice le devuelve la sonrisa.

A unos pocos metros en la misma habitación… dos fulanos, grotesco, blancos.

- mira, mira, se está riendo.

- no, le está haciendo muecas al espejo.

- no, te digo, que se está riendo.

- déjate de macanas, llévalo al cuarto. Voy a quitar ese espejo, así no se pasa horas, enfrente, mirándolo.

Ni queriendo, no digo.

Voy a comenzar, por donde comencé, "es imposible no comunicarse" Watzlawick ... imaginemos una situación donde en realidad no tuviéramos la posibilidad de comunicarnos aun cuando fuera empíricamente posible, ¿Qué elementos deberían faltar?, básicamente un "otro", otro de quien aprender, otro que escuche, otro que esté, otro que dé la teta, otro que no... es decir, si vivimos es por otro, entonces el acto mismo de estar vivo implica una comunicación, un decir y un vivir son términos intercambiables...

Uno de los andamiajes de la comunicación es la palaba el lenguaje. Pero la comunicación en sentido amplio es mucho más extensa.

Intuitivamente creí que el problema del autismo, tenía que ver con la "imposibilidad" física orgánica de comunicarse... pues rápidamente descarté esta posibilidad. Estos niños que había observado con multi-impedimento, podían de hecho manifestar deseos, y demandas, afectivas y cognitivas, solo unos pocos no tenían o parecían no tener esas facultades. Entonces el déficit motor (para los que habían sufrido encefalopatías congénitas antes llamadas parálisis cerebral), los imposibilitados de ver, o de escuchar y hablar, o padecían algún retraso mental, pese a que podían tener uno o varios de estos déficits asociados, de alguna manera buscaban y lograban comunicarse…quedaba por cierto este pequeño grupo que no lo hacía.

No molesta

Recuerdo como uno de estos niños, no vidente, que no hablaba (ocho años), y no teníamos certeza de que escuchara, se paseaba por la institución, con la libertad de quien sin "molestar", se metía en todos los recovecos y espacios, talleres de carpintería, electricidad, deporte, cocina, baños etcétera, total "independencia", sin que nadie hubiera podido "educar" a este joven, más allá de las rutinas sujetas a las actividades de la vida diaria, donde se había manifestado solvente, y seguía siendo "independiente", de esta manera respondía a las rutinas diarias de levantarse, higienizarse, cambiarse, asistir al comedor, etcétera. Un día próximo al verano de mucho calor, el tallerista de carpintería observó que "alguien" había desarmado un tocadiscos viejo y en desuso que estaba sobre uno de los estantes, no solo lo habían desarmado sino que habían retirado piezas y una de ellas era el motor eléctrico. Tamaña sorpresa, fue cuando se encontraron las piezas del aparato debajo de la cama de este joven, que solo, había ensamblado correctamente las partes, y con el fondo de una lata de dulce de batatas (constituye un circulo de hojalata de unos 40 cm de diámetro), había procurado aspas recortadas para la confección de un ventilador. Este niño, no veía, no hablaba, era el que "deambulaba", "no molesta".

MARGARITA 3

CACHO

Río Ceballos, 8 de julio 2010

"Cacho efemérides", fue lo primero que se me ocurrió cuando conocí a Cacho, recordaba fechas, acontecimientos y contaba días con gran precisión, como suele ocurrir con estas personas (síndrome autista) consideraron esta manifestación como un signo de inteligencia y/o un don, luego advertí que las fechas no eran tan precisas, ni tantas como para reparar en una memoria "prodigiosa", más bien era una acto repetitivo, vacío de sentido y comunicación. (Ecolalia, trastorno semántico pragmático del lenguaje y trastorno de la prosodia).

Pude entrevistar a Elvira (la mamá 82 años), "Cacho siempre fue muy bueno", fueros sus palabras de presentación, tuvimos que ir para atrás en el tiempo, 58 años, cuando Cacho nació, "Cacho nació normal, cuando vi que era lento para todo, supe que había un problema y a los 11 meses nos fuimos para Buenos Aires (vivía en Corrientes)..." "...allá lo vio un neurólogo y me dijo que era porque yo había tenido rubéola en el comienzo de mi embarazo..." "...por eso no ve, lo operamos dos veces pero tiene dañado el nervio óptico... yo le quise donar un ojo mío pero el médico me explico que no podía, que el ojo estaba bien lo malo era el nervio..." "le gusta mucho la música, yo le canto los tangos que le encantan y él se los aprende de memoria..." "... en la escuela no lo pudieron tener... siempre fue lento para todo, lento para nacer, tuve un parto lento... casi no tomo la teta... es muy bueno nunca lloró y nunca se rió... es lento porque no conoce la casa, allá en Corrientes se iba de un lado a otro de la casa sin problema siempre solo, cuando no conoce hay que acompañarlo por eso en la escuela no pudo seguir..." "Cacho tenía un hermano que murió y a Cacho lo quería mucho, a veces dormían juntos y se acompañaban, cuando murió, Cacho lo llamó dos años hasta que se olvidó".

<u>Un dato para mí</u>: "Cacho no husmea... (Nunca los olores le representaron un estímulo)"

Me sorprende que el diagnóstico de Cacho no insinúe siquiera, el síndrome autista como posibilidad, se limita a diagnosticar un retraso mental, ceguera y dificultad de desplazamiento, como una identidad separada al hecho de no poder ver.

Por otro lado para Elvira, Cacho solo sufre de ceguera y creo que es la única preocupación que ha tenido en toda su vida.

Pienso que Cacho, está más cerca del espectro autista que de otro trastorno, me pregunto que busca Cacho en los días del calendario, que fecha, onomástico, evento, efemérides, cumpleaños, etc. Creo que busca su día, el día de Cacho, el día donde él pueda "ser" en el calendario, que año tras año, constituye su vida.

Algo, huele "bien"...

Por descarte, si se quiere considerar de esta manera, valuando uno a uno los déficit sensoriales, y como éstos incidían en la "no comunicación" de algunas personas, me restaba uno que no tuve presente sino hasta el año 2001, que razón fortuita leyendo compulsivamente novelas, siempre me gustó el género policial, y de ciencia ficción (Chesterton y Asimov son mis autores predilectos), llegó a mis manos "El perfume, historia de un asesino de Patrick Süskind", literalmente me voló la cabeza, el olfato, ese sentido olvidado dirá Flora Chade, a quien me remitiré más adelante.

Volví a revisar aquellos "registros" que hiciéramos con el profesor Ciapponi en 1994, y uno en particular.

Dos jóvenes con parálisis cerebral de 19 y 30 años de edad respectivamente habían tenido un episodio dentro del natatorio de características similares, no simultáneamente. Ambos se desplazaban en el agua con bastante independencia y con las dificultades propias de una espasticidad cuadriparética, con un centro de flotación pobre y a expensas de mucha relajación y movimientos suaves habían logrado cierta habilidad para desplazarse, ambos podían sumergir la cabeza y contener la respiración, la oclusión de la boca en ambos era deficitaria por la hipertonía muscular de la cara pero si bien les entraba agua a la boca no la tragaban. En cierta ocasión uno de ellos, se sumergió repentinamente y cuando su respuesta no era la esperada rápidamente fue asistido por el terapeuta que lo acompañaba, al salir a la superficie, el joven, tenía el rostro extraviado y asustado, le preguntaron inmediatamente si había tragado agua accidentalmente y respondió que no, a continuación comenzó a sollozar o llorar de un modo particular, un llanto profundo, hacia dentro espasmódico, sordo, y desconsolador. Esta imagen superaba el susto, más bien suponía un estado de angustia. Cuando se le preguntó nuevamente a que obedecía este comportamiento, se limitó a contestar, no lo sé, y realmente no encontró palabras para explicar lo que había sucedido. Este hecho que pudo ser aislado, nos llamó la atención cuando unos meses después se repitió con idénticas características, en el otro joven mencionado, y tampoco pudo explicar el motivo u origen de este llanto-angustia.

Revisé de inmediato las historias clínicas de ambos jóvenes, buscando pesquisando, queriendo dar explicación y palabras a estas manifestaciones. En ambos casos la encefalopatía se había originado por hipoxia perinatal originada por la aspiración de líquido amniótico, no pude dejar de considerar lo que fue una evidente relación, no obteniendo respuestas sino más preguntas. Había asistido por curiosidad a algunos partos, y lo primero que se me vino al recuerdo, y mientras escribo evoco, como si estuviera en la sala de partos, el olor, amoniacal, lo definiría, esa mezcla de amoníaco, sangre y acidez. Mismos o particulares olores del agua del natatorio, imaginé, la temperatura, el sabor, el olor, la viscosidad, del agua de la pileta y del líquido amniótico, aún sin probarlo debía parecerse mucho a este. Y que estos jóvenes se veían "obligados" por las circunstancias a probar el agua de la pileta y tenerla dentro de la boca, también de los estímulos propioceptivos del agua sobre la superficie corporal, sensación de ingravidez, temperatura, etc. ¿Tendría alguna relación, el sabor-olor del agua, con aquel hecho traumático durante el nacimiento del sujeto donde había tragado y aspirado el agua amniótica?

Tratándose de una experiencia, tan primaria, tan fuerte y determinante en la vida del sujeto, entendí que hubiera sido muy difícil poner en palabras aquella sensación-recuerdo, evocar ese momento no hubiera podido generar otra cosa que no hubiera sido angustia y llanto. Igual todo este argumento, especulativo, no sirvió más que para pensar ,¿que rol juega el olfato como sentido, en la vida psíquica del sujeto?

Empecé a recordar, como los niños con autismo (algunos, como un hecho común), incorporaban a su conducta el hecho de husmear, oler, "rastrear", mirar con la nariz. Uno de ellos, puede mirarme, llamarme inclusive por el nombre, pero necesita invariablemente "confirmarme" con el olfato, como si ninguno de los sentidos antes "jugados" en el encuentro, le fueran suficientemente veraces, mientras que solo cuando me huele, puede confirmar que el que está delante de él soy yo.

Primero tenía que saber y conocer más sobre el olfato, nada sencillo, ya que es sobre el sentido que menos se ha escrito, no obstante encontré una tesis, una piedra angular para comenzar con mi investigación, el trabajo de la Prof. Flora Chade, "Aportes para la comprensión psicoanalítica del olfato. La fase oral-olfatoria."

Y especular la primera de las hipótesis para la comprensión del autismo, que el psiquismo se estructura a partir del olfato como organizador primario.

Flora Chade "Aportes para la comprensión psicoanalítica del olfato. La fase oral-olfatoria." Ed. Proa XXI, 2005.

Margarita 4

No diagnostique a su suegra…

Cierta vez, cuando aún era novio de mi ex mujer, había viajado a Santiago del Estero, para presentarme formalmente ante mis futuros suegros. Con los nervios propios del caso, ellos se encargaron inmediatamente de hacerme sentir cómodo.

Lo que me llamó la atención, fue una ligera cojera en la pierna de mi futra suegra, que se hacía más evidente cuando se desplazaba de un lado a otro.

Como es de suponer no me anima a preguntar al respecto, así que continué observando al tiempo que realizaba un pequeño análisis y conjeturas diagnósticas.

Llegué a la conclusión de que aquello debía ser un traumatismo o esguince de tobillo.

Espere pacientemente que se hiciera un claro en la conversación que manteníamos todos y que hubiera un espacio para que pudiera comentar por lo bajo, a la que fuera mi mujer:

- ¿Qué le sucedió a tu madre?
- ¿Por qué lo preguntas? – me respondió sorprendida.
- Camina mal – respondí – es algo que a simple vista puedes ver…
- No me parece, que sepa no le ha sucedido nada.

Como ese no era el momento para demostrar en que detalles de mi observación, había basado mi diagnóstico, deje pasar la situación…

Luego me entere de que mi futura suegra había sufrido un traumatismo cuando tenía nueve años de edad, y consecuencia de aquello la correspondiente secuela.

Era razonable entonces que mi ex mujer no notara nada extraño, pues no había conocido a su madre de otra forma, y aquel pequeño defecto en la marcha era para toda la familia, el modo natural que tenía mi futura suegra para desplazarse.

Dos elementos de esta situación me llevaron a reflexionar:

1) Lo que puede ser para un profesional, la limitación de un paciente no lo es para el paciente en su vida cotidiana.

2) Hay dos, miradas respecto del paciente, la que tenemos como profesionales y la que tiene la familia sobre esta persona.

Esto me lleva a considerar la posibilidad de haberme equivocado más de una vez al emitir un juicio diagnóstico, no habiendo tenido en cuenta la historia del paciente y las necesidades reales del mismo.

Por otro lado, ¿ cuantas veces invadimos la intimidad del paciente, al querer ir más allá de la demanda real por la cual somos consultados?.

Cuando hablamos de discapacidad, el tiempo de conocimiento de los integrantes de la familia, de cómo interactúan con el paciente, de cómo lo ven, es esencial para formular un correcto diagnóstico.

Mu chas veces recibimos en nuestro consultorio, familias que parecen minimizar la problemática del paciente, o el motivo de la consulta obedece a un hecho trivial y sin importancia en relación con la patología de base.

Esto es porque la familia ha "aprendido" a vivir con la patología, cuando esta convivencia es funcional y dinámica, en el menos de los casos no hay problemas, otras en cambio de algún modo también se dis-capacitan....

…. Recae en las familias, a veces, un sentimiento de culpa, porque creen no haber podido advertir, que además del babeo, su hijo tenía problemas con el tono muscular o problemas con el desarrollo…

… como profesionales no deberíamos limitarnos a realizar un prolijo diagnóstico, sino además deberíamos poder reconocer las limitaciones de estas familias, trabajar sobre estas limitaciones para ampliar el campo terapéutico…

Hace dieciocho años escribí este artículo, y fue publicado en una revista institucional así tal cual, lo bueno de revisarlo es que asumo que he cambiado profundamente el concepto y la idea que tengo respecto de realizar "diagnósticos", ni buenos ni malos, en la actualidad los considero inútiles. He comenzado a sospechar que nuestra función como terapeutas, no es tener por objetivo "la cura", para ello se necesita un "diagnóstico" sino acompañar, para ello se necesita "conocer". Por eso si hoy me entrevisto con algún padre, le digo "… no me pregunten que tiene… les tratare de contar quien es…"

La Hipótesis

Pensé en este nuevo paradigma interpretativo del síndrome autista, partiendo de una hipótesis que de antemano supone un planteo diferente de cómo se estructura el psiquismo, esto a la luz de reformular una hipótesis, "que el organizador primordial, y primario del psiquismo sería el olfato" y luego formular "que una función diferente de este aparato sensorio, posiblemente por cuestiones genéticas, sea el responsable de una representación, única, no convencional del mundo circundante, y la manifestación de esta peculiaridad es fenoménicamente lo que denominamos autismo."

Es por demás pretenciosa esta doble especulación hipotética, para persistir en ella no solo me he valido, de la experiencia clínica (que siempre es escasa) sino del hecho de *no estar seguro* y entender la refutabilidad de tal postulado.

Un texto que recurrentemente me han sugerido tanto autores como investigadores es "Proyecto de una psicología para neurólogos" que S. Freud escribiera en 1895, en uno de sus párrafos pertenecientes al capítulo cuatro "El punto de vista biológico", Freud dice respecto de la formulación de hipótesis.

"Con todo el que se dedique a la construcción de hipótesis científicas solo podrá tomarlas en serio una vez que se adapten desde más de una dirección a los conocimientos ya establecidos y siempre que de tal modo sea posible restarles su carácter arbitrario *ad hoc*."

Freud, a quien considero un investigador de lo que llamé en un cuento "neurociencia extrema", mantuvo un principio ético, no arbitrario y abierto en sus formulaciones, con todos los recursos de vanguardia de los que disponía tanto tecnológicos como físicos y filosóficos de su época.

Con todo, tropecé con otro texto "Psiquiatría clínica" de los autores Mayer – Gross, Slater, Roth, que en una posición relativamente antagónica al psicoanálisis freudiano, cuando se expresa en relación a la formulación de hipótesis dice: "Para que la ciencia pueda progresar, la mente necesita *hipótesis de trabajo*, al fin de comprender y disecar sus experiencias; y ningún perjuicio causará el que esas hipótesis sean solo parciales o incluso erróneas, siempre que se las considere con escepticismo."

La pregunta de rigor se impone, ¿tengo dudas respecto de las hipótesis propuestas? .Respuesta: todas. La duda me ha permitido mantener abierta la idea para comprender tan complejo fenómeno, aun cuando mi hipótesis anude y concilie aspectos en apariencia divorciados de las investigaciones con respecto a la génesis del autismo que vienen desarrollándose, siempre encuentro cabos sueltos, vacíos que no tienen una explicación concluyente, y esto es precisamente lo que más me agrada del postulado y por ende lo que más me motiva.

Este trabajo no pretende en sí, explicar lo fenoménico, con otras palabras, ni introducir neologismos, sino colocar un prisma teórico diferente por el cual observar esta realidad y comprenderla. Apoyado en la experiencia clínica en el soporte teórico y en autores que hoy no se los considera en la *vanguardia*, del campo de la neurociencia, la psicología, la filosofía o la física, pero que considero sentaron las bases y los precedentes necesarios para poder transitar esta experiencia investigativa.

Mayer-Gross, Slater, Roth "Psiquiatría clínica, Ed. Paidos Vol.3 1958, pag. 55.

Freud "Obras completas" Ed. Orbis S.A. Vol.2, ensayos VII-XVI Proyecto de una psicología para neurólogos – Pag. 217.

Margarita 5

Neurociencia EXTREMA

Siempre tuve la imagen del sujeto conservador, clásico y poco aventurero...

Resulta que un día se manchó el guardapolvos y juró no volverlo a usar, el aceite de cedro donde colocaba inmersos los preparados histológicos para someterlos al poderoso microscopio, venía empacado en un frasco cuidadosamente precintado, tanto que uno podía suponer por el fino envase el costo del delicado aceite, como si se tratase de un exquisito perfume francés, solo que este no olía a nada que no fuera parecido a un trozo de madera, y sus manchas habían dibujado tantas mariposas, monstruos antropomórficos y aureolas de pequeñas galaxias eternamente impresas en el género, que detestaba tanto más limpiarlo, que la torpeza que evidenciaban tantos accidentes de manipulación.

- ¡Cuidado...!- Gritó Ernst, áspero, enérgico, pero no sorprendido..

- Es otra preparación que arruino, temo me descuentes de mi pobre salario el costo del aceite, que he desperdiciado por mi torpeza. En este último mes van...

- ¿Cuánto te estoy pagando por trabajar en el laboratorio?

- 280 gulden al mes... - con temor de que Ernst, estuviera haciendo la penosa diferencia matemática ya que Ernst había estudiado física en Berlín con el Prof. Max Planck y luego se había abocado al estudio de la fisiología, había incorporado el concepto casi metafísico del Quantum en sus apreciaciones de formulación teórica y Sigmund sabía que aquella operación matemática de regla de tres simple, era precisamente eso, simple, para una mente tan sagaz.

- Pues mira – señalaba un enorme y sofisticado aparato de óptica- este es nuevo Abbe- Zeiss, el primer modelo es del año 1877 y esta semana me trajeron este que ha incorporado una calidad de resolución increíble, ¿sabes, cuánto cuesta?...

- No... - respondió angustiado Sigmund, sabía que el preparado que acababa de arruinar era exactamente para usarlo en el nuevo microscopio, pero sabía que debía de trabajar gratis de por vida para reponer uno, aunque no terminaba de entender la relación.

- Unos veinte salarios de los que percibes – la cuenta fatal, Sigmund enmudeció. – solo podrás montar un laboratorio como éste, si tienes el apoyo político y financiero de las personas correctas – esa era la relación, y volvió a sentir como los latidos volvían a ocupar lugar en su pecho – nunca dudé de tu capacidad amigo , por eso trabajas conmigo, pero sé también que odias el atrapa fantasmas – haciendo alusión al guardapolvos – y si bien amas la ciencia moderna, la tecnología, la física, la neurología, nada tienes en tus oídos y rus ojos, que no te hagan apreciar con exquisita minuciosidad la función de una neurona, en la clínica de un sujeto…

Con estas palabras Sigmund Freud , abandonó el lugar como residente en el laboratorio de su amigo Ernst Wilhem Von Brürke, para no usar nunca más el guardapolvo, y comenzar a desarrollar su actividad como psiquiatra… en sus pensamientos posteriores, Freud tomó cada elemento moderno y vanguardista de la época para explicar los fenómenos que observaba en las conductas de los sujetos, parado desde la más dura de las ciencias , la matemática , la física moderna, la neurofisiología, incorporó términos como "Quantum", se formuló hipótesis utilizando como matriz las "leyes de movimiento newtonianas", el descubrimiento reciente del Dr. Ramón y Cajal, la unidad funcional del sistema nervioso la neurona, su estructura y función.

Freud utilizó para investigar, hipotetizar y pensar, todos y cada uno de los recursos técnicos de vanguardia de los que disponía, tuvo el coraje para utilizar el concepto quantum aún antes de que Max Planck publicara cinco años después su "teoría cuántica" y especuló sobre la función indeterminada de lo que llamó "barrera de contacto" neuronal, 25 años antes de que el farmacólogo Sir Charles Scott Sherring descubriera la sinapsis neuroquímica.

Freud, era un investigador neurocientífico, vanguardista, metódico y extremo... no sé en qué instante cambió e mí, la imagen del romántico pensador fumador de pipa...

(La historia narrada es producto de la imaginación de quien escribe, aunque bien pudo haber sucedido...)

El Olfato

No es poco significativo que la mayoría, de los olores sean nombrados de manera evocativa, no hay un olor llamado "rojo", hay olor a... mandarinas, limón, jabón, por ejemplo. Y no es cualquier jabón es "ese" jabón" (para mi uno que usaba durante mi paso por el ejército, era lo único que sentía, olía bonito), o cuando mencioné en el comienzo mi amigo de la infancia Guillermo C., puedo evocar y con esta evocación todos los recueros del olor de su cocina, y como invadía los espacios del resto de las habitaciones.

Si quisiéramos recordar un evento de nuestras vidas por insignificante que sea, a través de los olores presentes en aquella circunstancia, haríamos un viaje inmediato a ese "origen".

¿Por qué no se ha estudiado?, creo que a diferencia del resto de los sentidos, este en particular es el más subjetivo de todos, las anosmias son detectadas por quienes la padecen, alrededor de los diez años, son auto diagnosticadas (así de subjetivo), y los instrumentos de evaluación son complejos. Además parece ser un campo "misterioso" para los propios investigadores. En el año 2004, dos estadounidenses Linda Buck y Richard Axel, fueron reconocidos con un premio

Novel de medicina por sus aportes investigativos a esta área, ellos hallaron una gran familia de genes vinculados a los receptores olfatorios, y como operan en la memoria olfativa. Un dato significante de esta investigación es que el 3% de nuestros genes se usan para la codificación de receptores olfativos, esto se traduce en aproximadamente el equivalente a 1000 genes.

"el olfato era un misterio…el sentido del olfato ha sido durante mucho tiempo el más enigmático de los sentidos…" Axel y Buck.

Me resulta sumamente interesante, el hecho de que el olfato constituye la estructura más arcaica de nuestro sistema nervioso, el rinencéfalo constituye una porción esencial, de lo que se denomina cerebro emocional, Paul MacLean en 1952, habla justamente de cómo estas complejas estructuras, son activamente responsables de las emociones.

Con todo, no es tenido en cuenta el sentido del olfato como, "el sentido", en la construcción psíquica del sujeto.

Aclarando que oscurece...

Debo hacer un paréntesis, ya que considero que el sujeto posee vida psíquica y que esta se comienza a estructurar inmediatamente después de que el sujeto se transforma en sujeto-objeto de relación. Y es un otro, como lo dice Freud en su trabajo," proyecto de psicología para neurólogos", el primer sujeto-objeto con quien se relaciona, y es por ese otro que se constituye, o se confirma. En esto coincido con la Dra. Velleda Cecchi de quien hablaremos después, Freud lo dice antes que Lacan, y me atrevo a sospechar que antes que Freud y aunque no haga una mención específica de esto, el concepto que influenció el pensamiento filosófico-freudiano, vine de la obra de A. Schoppenhauer, "El mundo como voluntad y representación", que he tomado como base de análisis filosófico y epistemológico, y que seguro citaré más adelante.

"En la sociedad humana, en todos sus niveles las personas se confirman unas a otras de modo práctico, en mayor o menor medida, en sus cualidades y capacidades personales, y una sociedad puede considerarse humana, en la medida en que sus miembros se confirman entre si..." Martin Buber

"No podría idearse un castigo más monstruoso, aun cuando fuera físicamente posible, que soltar a un individuo en una sociedad y hacer que pasara totalmente desapercibido para sus miembros…" William James.

Debía hacer esta aclaración, ya que muchos investigadores sobre todo los que desarrollan sus argumentos teóricos desde la neurociencia, no admiten la posibilidad de una estructura psíquica. Quizás tengan razón, pero a la luz de que, por ventura, no tenemos todas las respuestas, es que creo en la "magia", y si bien "creer" esta por fuera de todo esquema empírico, propio de la investigación formal, me tomo graciosamente estas licencias de investigador independiente, mientras la neurociencia trate de explicar con rigor científico y empírico, ¿por qué los sujetos, se enamoran?, o, ¿por qué la sonrisa de un niño es contagiosa?, están obligados al menos a establecer un interrogante. Yo le llamo, "magia".

"La magia es la ciencia aun no descubierta". Arthur C. Clarke

De igual modo este trabajo transita por los grises que amalgaman una postura y otra, de esta manera propicio un modo integro de comprensión, y aunque reciba duras críticas (eso sería genial), nadie podrá decir que no lo intenté, quedar bien con Dios y con el Diablo…

De regreso

Volviendo al olfato, en busca de bibliografía, encontré un hermoso texto, el de Flora Chade, "Aportes para la comprensión psicoanalítica del olfato. La fase oral-olfatoria." Mi doble sorpresa fue primero en advertir que Flora Chade era argentina y que había considerado también como primordial organizador del psiquismo al olfato. Por supuesto antes que yo, y con sobrados conocimientos teóricos que apoyan su hipótesis.

"Los sentidos se articulan (vista-oído-olfato-gusto), determinando distintas sensaciones que se ligan. La hegemonía visual va a organizar luego el aparato psíquico, pero hay otras organizaciones previas, de donde deducimos que el olfato, puede ser su organizador primitivo…" *Flora Chade "Aportes para la comprensión psicoanalítica del olfato. La fase oral-olfatoria." Ed. Proa XXI, 2005.pag.36.*

Continuando en la búsqueda , encontré una investigación, también de autores argentinos, L.C.H. Delgado y G.V.García, quienes en su investigación concluyen : "Nuestras investigaciones nos permitieron desarrollar un cuerpo teórico que intentamos insertar en la metapsicología psicoanalítica impulsando replanteos y reacomodamientos tales como la constitución de una primera etapa psicolibidinal con asiento en la pituitaria olfativa, los núcleos de la conformación femenino-masculino, las funciones materno-paternas y la vinculación sexual ligadas a las primeras experiencias olfativas."

Tuve ocasión de contactar al Dr. Delgado vía correo enviándole una síntesis de este trabajo, gentilmente y generosamente me facilito la siguiente información, transcribo el correo recibido de modo textual:

"Estimado Humberto Guerrero: Recuerdo que el suyo es un trabajo de Tesis interesado en el sentido del olfato. Nuestra bibliografía corresponde a La etapa nasal" publicada por Galerna en 1992. Le continuó "El amor ciego. Raíces profundas de la adicción" publicada por Editorial Grafi-k y cuya versión puede encontrarla en mi blog: lchdelgado.wordpress.com. Asimismo recapitulamos y ampliamos con Graciela García, hace un par de años "La etapa nasal: Indicadores olfativos en la clínica y el psicodiagnóstico "texto al que puede acceder también desde el link del blog aludido. El portal www.genalrtuista.com.ar del cual somos colaboradores reúne algunos trabajos nuestros y puede aportarle otros elementos ya que se interesa especialmente por el olfato. Me resulta muy interesante su investigación relativa al autismo y le deseo el mayor de los éxitos. Cordialmente Luis Carlos H. Delgado."

Otro trabajo que me gustó mucho es una tesis de Bonadeo, Martín José

Odotipo: Historia Natural del Olfato y su función en la identidad de marca

1a ed. - Buenos Aires : Facultad de Comunicación. Universidad Austral, 2005.

"Las personas suelen hacer desde su lenguaje cotidiano alusiones a su condición química cuando utilizan frases como "cuestión de piel", "no hay química" o "algo me huele mal…".Bonadeo José

Esta tesis muy bien documentada y de gran trabajo de investigación, aporta desde una mirada que nada tiene que ver con el prisma neurológico, psicológico, sino lo hace desde la mirada de un publicista y como reivindica y pretende utilizar los aspectos del olfato vinculado a la comunicación humana.

Bonadeo, Martín José "Odotipo: Historia Natural del Olfato y su función en la identidad de marca"1a ed. - Buenos Aires : Facultad de Comunicación.

Universidad Austral, 2005.

Las cualidades del olfato: si bien algunas ya hemos descripto, haré un resumen.

Todos los mamíferos o en su gran mayoría se valen de este sentido, como recurso vital, para acercarse a la fuente nutricia, buscar el futuro alimento, protegerse de los depredadores, elegir el mejor hábitat, elegir la mejor pareja, procrear, advertir peligros. Y la pregunta obligada es si realmente hemos dejado de ser "tan mamíferos", o a medida que nos hemos alejado del suelo hemos perdido la facultad del olfato, como lo dijo Freud.

La capacidad evocativa del olfato, en lo que a recuerdos y circunstancias refiere, como ningún otro sentido, puede llevarnos a ese mismo instante, ubicarnos en esa misma escena, y representarnos esa misma realidad.

La particularidad de tener neuromorfológicamente hablando, vías directas a zonas profundas de ambos hemisferios cerebrales, sin pasar por la estructura callosa, el hecho no menor que sea el bulbo olfatorio la principal estructura del "cerebro emocional" como lo describe Paul MacLean, y que este conjunto conforme el cerebro más primitivo de la evolución mamífero-hombre el rinencéfalo o arquiencéfalo.

El acto de oler, mete, dentro del organismo partículas del objeto olido, es decir introyecta la esencia del objeto, las partículas químicas del olor de la mamá, son parte de la mamá, partes objetivas, moleculares, esenciales. Y me detengo en esta última palabra esencia, la definición que recuerdo de mi profesor de filosofía del texto de Hopkins, durante la escuela media, esencia es lo que hace que la cosa sea eso, y no otra cosa. También utilizada en el idioma español, para significar un concentrado de olor. En términos psicoanalíticos lacanianos, como si al oler penetráramos o introducimos lo "real" de la cosa, y puesto que lo real no puede ser dicho, recurrimos a su representación, olor a... rosas, limón, azúcar quemada, etc.

Con todo si pensamos en el neonato, que al momento de nacer, tiene los sentidos "aturdidos", lo primero que hace y que lo liga a la vida es inspirar y con esta esta inspiración, toma del entorno próximo todas las partículas olorosas, imaginen, el líquido amniótico, la sangre, la mamá y antes sobre todo en las obstetricias modernas, el neonatólogo, y los puericulturistas que de mano en mano van pasando él bebe, hasta que llega finalmente al pecho de la mamá, a veces con buen tino, es una opinión personal, dejan el niño sobre el pecho de la madre mientras el obstetra recibe la placenta. De toda esta explosión sensorial, el olfato, estoy convencido es la más determinante y en ese preciso instante, él bebe comienza a significar los olores, y claro no tienen nombre, tampoco para nosotros, o sea que comienza a darle significado a lo no dicho y así, comienza a estructurar su psique.

Flora Chade, concluye que esta vivencia primaria y primordial de la experiencia olfativa se extiende hasta el cuarto mes, donde comienza la hegemonía de la experiencia visual a ser la organizadora, de este psiquismo. Por lo que habla de una etapa oral-olfatoria previa.

Un hecho curioso también, es que cuando los estímulos sensoriales se "van" se va con ellos el que genera el estímulo, cuando la mamá, deja de tocar a su hijo, lo priva inmediatamente, de esta sensación, cuando le deja de hablar lo mismo y si escapa del campo visual del bebe, desaparece, mientras que lo que perdura de esta ausencia es el olor, y es que la mamá aunque físicamente ya no esté allí, sigue estando, dejó su impronta molecular su huella.

Autismo y Olfato, el chancho y la velocidad...

Esta asociación, debo confesar que si es mía, y hasta donde he podido investigar, no hay referencia previa, lo que sugiere dos cosas, o puede ser significativo o es un disparate total. Con lo cual corro con la doble responsabilidad. Como sea, es el meollo, la punta del ovillo, de donde comencé a modelar un constructo teórico para comprender el autismo y especular sobre su posible origen.

En lo que se refiere al olfato, he tratado de dejar establecido que tomo como posibilidad, el hecho que este sentido sea, el organizador primario del aparato psíquico. Lo que implica que entiendo al autismo como una "desorganización" a este nivel, (tampoco lo considero del todo una desorganización, pero eso lo veremos luego), pero no me aparto de la posibilidad de que se deba a un funcionamiento diferente del aparato olfatorio, y que esta causa puede ser genética, con lo que todas las posibilidades, epigenéticas, o genéticas, neuro funcionales o psicológicas, son válidas a la hora de posicionar una idea respecto del origen del autismo.

¿Cómo se entiende esto?, pues haré mención a un concepto que he tratado de introducir. Antes que la percepción, la representación, puesto que la percepción solo remite a la función orgánica de los sentidos, la representación no solo alude al estímulo percibido (conciencia) sino al concepto, idea que tenemos de lo percibido.

"La conciencia es la superficie del aparato psíquico, capaz de registrar la cualidades de los objetos, mediante su sistema percepción-conciencia, evolutivamente el último en la serie filogenética, tal como Freud lo formula en su descripción de la vesícula viva."

Flora Chade "Aportes para la comprensión psicoanalítica del olfato. La fase oral-olfatoria." Ed. Proa XXI, 2005.pag.27.

De este modo la representación es más completa en cuanto lo que queremos significar, ya sea empírica u abstracta, la representación es atreves de los sentidos, y como estos interactúan con los objetos, por fuerza de la voluntad.

"El mundo es mi representación": ésta es la verdad válida para cada ser que vive y conoce, aunque tan solo el hombre pueda llegar a ella en la conciencia reflexiva y abstracta, tal como lo hace realmente al asumir la reflexión filosófica. Entonces le resulta claro y cierto que no conoce el sol y tierra algunos, sino sólo es un ojo lo que ve el sol, siempre una mano la que siente una tierra; que el mundo que le circunda solo existe como representación, o sea siempre en relación a otro que se lo representa y que es él mismo." *A. Schoppenhauer, "el mundo como voluntad y representación, Vol 1. Ed. Fondo de Cultura Económica , 2005.pag. 85.*

Aquí, un uso extendido de la expresión "está en su mundo", cuando se habla de la aparente apatía de la persona con autismo o de su conducta exclusiva y abstraída. Pues no una expresión menor y guarda un cierto grado de verdad intuitiva. El mundo, único, representado por el sujeto con autismo, lo hace no convencional y en ese no convencionalismo, solo él propone, el juego de ideas y representaciones, necesarias para la comunicación, la particular percepción y el arbitrario modo de sentir y hacer.

No se trata entonces de un déficit en las funciones sensitivas, ni en una "mala" estructuración del psiquismo, se trata de una estructuración diferente, única, no convencional, la que permite en apariencia este mundo de representación única.

Como dice A. Schoppenhauer, nada es sino a través de los sentidos; aunque se confiesa platónico, Aristóteles dijo: nada en el intelecto, está, sino es por los sentidos.

Nada que tenemos dentro ingresa sino a través de nuestras "puertas" con el exterior (funciones sensoriales), *gates,* veremos que se mencionan a menudo, algunos autores proponen un déficit en estas puertas "gates" que, quedan abiertas o sin la posibilidad de "filtrar" estímulos externos, de tal modo que el sujeto con autismo no tiene más remedio que aislarse, para protegerse de esta *invasión sensorial,* así sobre este fundamento teórico, la Dra. Olga Bogdashina, en su libro "El autismo y los bordes del mundo conocido: la sensibilidad, el lenguaje y realidad construida" ed. Jessica Kingsley Publisher, 2005. Establece dos parámetros muy tenidos en cuenta en este trabajo, primero la experiencia de lo percibido, afecta la atención, la memoria, las formaciones conceptuales y la imaginación. Lo que entiendo en otras palabras la representación. Y segundo, la Dra. Bogdashina, propone que estas "gating" o puertas de entrada sensorial, no operan con un sistema de filtrado selectivo o tamiz, resultando en una experiencia abrumadora, para la persona que cierra este "gating" y por lo tanto teme abrir a una experiencia sensorial nueva o de aprendizaje.

Siendo además de psicóloga y lingüista, entiende la falta de convencionalismo en la comprensión y expresión del sujeto con autismo, como da más importancia la persona con autismo, a la comunicación no verbal, ya que el uso de la palabra lleva implícito el aspecto convencional, para su comprensión, formulación de concepto-idea, representación expresada.

Tuve el enorme orgullo, de haber intercambiado opiniones con la Dra. Bogdashina, le resultó llamativo ¿por qué yo había escogido solo el sentido del olfato como abordaje de estudio?, y estableció un aspecto que considero importante, en relación a como las personas con autismo "sienten" (perciben), no poseen mayores habilidades sensoriales, "sentir más o mejor", sino es que no "pueden" con las sensaciones percibidas las cuales los abruman.

Dra. Olga Bogdashina, "El autismo y los bordes del mundo conocido: la sensibilidad, el lenguaje y realidad construida" ed. Jessica Kingsley Publisher, 2005.

Este principio teórico de "gates" (puertas abiertas) sensoriales, he encontrado que también ha servido de referencia al trabajo de la Dra. Velleda Cecchi, aunque lo toma de una concepción previa, inferida desde el psicoanálisis freudiano. Sobre todo de la obra que mencionáramos antes "Proyecto de una psicología para neurólogos"

Freud 1895.

Comenta en el libro de la Dra Velleda Cecchi , " Los otros creen que no estoy, Autismo y otras psicosis infantiles" ,el Dr. Valls: " Al Autismo lo considera una particular constitución del psiquismo, sostiene que hay una falla de protección antiestímulo (la protección antiestímulo psíquica, me refiero, no a la caparazón física que pertenece a la biología; esa la tiene, por cierto y es la única que el autista puede usar) que hace vivir en un plus de realidad no mediada, en un mundo traumático con predominio cuantitativo, del que solo se puede defender aislándose de la percepción; de ahí el autismo pues, al no haberse formado una buena barrera psíquica, debe usar otros medios de defensa deficitarios que no dejan subjetivar, lo convierten en un ser pleno de realidad lleno de dolor."

Velleda Cecchi, "Los otros creen que no estoy, Autismo y otras psicosis infantiles" ed. Lumen 2005- pag.8

Volvemos al punto donde psicología y biología, complementan con teorías, y dan explicación a lo fenoménico, en uno de sus aspectos más visibles, el aislamiento, la imposibilidad de comunicación, lo no convencional. Por ese motivo sigue siendo el término representación el que más apropiado encuentro, cuando quiero dar explicación a este *trastorno*.

Convencido de la coherencia de la Dra. Bogdashina, que no hay un modo "diferente de percibir en relación a lo cuantitativo" pero si se conforma un psiquismo no convencional, como interpreta Velleda Cecchi, a partir de lo que se percibe; el olfato, podría ser la llave del enigma. No quiero utilizar el término disnosmia o anosmia, para referirme a un modo único de percepción olfatoria y se me ocurrió la analogía con el daltonismo. Un *olfato daltónico*.

Analogía con un "Daltonismo para el olfato"

Cuando trato de expresar lo que significa un nivel de representación, o un modo diferente de representación, tomando como hipótesis que el organizador primordial del aparato psíquico es el olfato, propongo como analogía una especie de "Daltonismo para el olfato". Uno de los ejemplos, más clarificadores resultó de un texto de Oliver Sacks, "un Antropólogo en Marte" un libro bien referenciado a la hora de hablar sobre la comprensión del autismo de manera fenoménica. Hablando de un hombre que tras un traumatismo pierde la facultad de ver en colores......, tras este trastorno el sujeto llamado Sr.I, en el libro comienza a percibir el mundo circundante de modo diferente y explica no solo como se percibe sino como se representa el mundo circundante. Dice Oliver Sacks "...aceptamos las películas o fotografías en Blanco y negro porque son *representaciones* del mundo, imágenes que podemos mirar o apartarnos de ellas cuando queremos. Pero para él el blanco y el negro era una *realidad* todo cuanto le rodeaba, 360 grados, sólido y tridimensional, veinticuatro horas al día. Le pareció que la única manera en que podía expresarlo era creando una habitación completamente gris, para que otros la experimentaran, aunque naturalmente, señaló, el propio observador debería ir pintando de gris, a fin de formar parte de ese mundo y no ser solo un observador. Más que eso el observador tendría que perder, como le había ocurrido a él, el conocimiento neural del color. Era, dijo, como vivir en un mundo "moldeado en plomo".

Posteriormente dijo que ni "gris" ni "plomo" transmitían ni de lejos, como era realmente su mundo. Lo que experimentaba no era "gris", dijo, sino cualidades perceptivas para la que la experiencia ordinaria, el lenguaje ordinario, no tenía equivalente."

Sirve parcialmente como ejemplo, ya que en relación al olfato como en el ejemplo en relación a las "formas" y "dimensiones", no se trataría de un déficit sino de una directa representación diferente, desde la primer inspiración y los olores que esta conlleva, una experiencia a nivel representacional propia , no ordinaria.

Una nota de color que Oliver Sacks describe de este sujeto es la siguiente: "...Solo un sentido podía proporcionarle verdadero placer en esa época y era el olfato. El señor I, siempre había tenido un sentido del olfato agudo y de gran carga erótica, de hecho regentaba una perfumería y mezclaba él mismo los aromas…los placeres del olfato se intensificaron (o eso le pareció a él)…"

Oliver Sacks, "Un antropólogo en Marte" ed. Anagrama . "compactos" 2013, Pag. 31, 32, 33.

Margarita 6

¿El primer autista?

Recientemente me crucé con un párrafo de un libro que decía textualmente:"... Y a los nueve meses, el niño dejó espontáneamente de amamantarse de los pechos de su madre. Y al notarlo ésta y su padre, se admiraron de gran manera, y se preguntaron el uno al otro: ¿cómo es que no come, ni bebe, ni duerme, sino que está siempre alerta y despierto? Y no podían comprender el imperio de voluntad que ejercía sobre si mismo..."

Esta última parte me pareció de enorme fuerza y determinación, un sujeto de nueve meses que sorprende a los padres por el "imperio de voluntad" en un ejercicio que realizaba para sí, como pudiera prescindir del resto, del entorno, de los demás, de los más próximos, su madre, la teta, el padre; poder doblegar al mismo tiempo, las necesidades más primarias de satisfacción, el hambre, el sueño, la sed, poder negarse del "afecto" de la teta su representación simbólica. Imperio de voluntad, imperio tirano, excluyente, cerrado, vuelto en si mismo.

Cualquier padre que pueda advertir esto en su hijo, o al menos alguno de estos síntomas, corre al pediatra, porque la "cosa no va bien", se "admira" y "no comprende", sabemos que algunos de estos síntomas están presentes en la conducta de niños autistas...

Lo que me llamó la atención es la antigüedad de este párrafo, que pertenece a un libro del siglo primero, que el niño aludido es un sujeto bien conocido por todos, que nunca se ha asociado a este sujeto como alguien que pudo ser "autista".

Develo el misterio entonces "Evangelio Apócrifo Armenio de la Infancia de Jesús" Cap. XII, párrafo 6", hecho relatado después de la circuncisión de Jesús, cuando fue llevado al templo de Jerusalén...

No soy de las personas que puedan llamarse creyente o religiosas, no obstante mi ánimo no es faltar el respeto a quien si lo es, no tiene ningún valor científico esta reflexión, ni pretende inferir nada respecto de la persona de Jesús, simplemente me resultó un hecho curioso que quise compartir, para ayudarnos a pensar el autismo, y como se puede manifestar.

La representación

Nos figurábamos en con un grupo de profesionales el valor representativo de la palabra, sin duda el representante representativo de la cosa; pero para el autismo este nivel de representación parece carecer de esta esencia. ¿Qué hacemos en un lugar donde no conocemos el idioma o lo que sería parecido no tenemos palabras?, recurriríamos a las señas, gestos y onomatopeyas, para pedir un café en un bar, quizás basta un pequeño gesto. Entonces hay algo que trasciende el significado propio de la palabra, hay una convención que otros, mas menos limitadamente, pueden entender o "significar", lo más importante antes que lo que decimos en palabras es lo que significamos con ellas. De allí que no tenga muy claro el uso, de técnicas donde el sujeto, solo repite sonidos vacíos de contenido o significación, pero que son "correctos" en términos de haber logrado que el niño hable y que "pida" en lo que entendemos sus necesidades. Sigue dándome vueltas esta "falta de convención" como lo prioritario, quienes apoyan la teoría de la mente, (teoría de Hobson: "… déficit emocional primario") su equivalente fisiológico, neuronas espejo, creo que definen esta imposibilidad de la persona con autismo para "interpretar" en rostros ajenos, gestos, entonaciones, sentimientos, modalidades del carácter o intencionalidades. Sin duda un mecanismo que incorporamos a la edad muy temprana de nuestro desarrollo, basta con leer "El primer año de vida del niño" de R. Spitz, como describe las reacciones del niño a los rostros durante el primer trimestre de vida. Entendiendo de alguna manera la "intención" de un rostro malo y uno sonriente.

Pienso de igual manera que lo que no se tiene en cuenta, respecto de las personas con condición autista, no es que "carecen" de esta facultad, sino más bien , se representan de un modo diferente, las significaciones, como si hubieran desde el mismo nacimiento incorporado no convencionalismos, para "observar" el mundo circundante, y en virtud de esto relacionarse.

Si por caso, naciéramos, en otro mundo, con seres inteligentes, de los cuales no podemos escapar siquiera a la idea de antropomorfismos, que van a responder a nuestro "concepto convencional" y nos veríamos tentados a imaginarnos seres con ojos grandes, ¿Por qué?, de cuerpos antropomórficos y cabezones, ¿Por qué? Si fueran completamente diferentes y tuviéramos que vivir entre ellos, y aún con nuestros sentidos intactos, y nuestro coeficiente intelectual, vamos a suponer, similar (es inútil una valoración en este sentido quizás por las mismas razones de mi argumentación), seríamos sin duda completos autistas a sus ojos. Toda nuestra convención para hacernos entender sería inútil, y aun cuando nos proveyeran cuidado, para alimentarnos y abrigo, la comida no nos mataría ¿pero sería de nuestro agrado?, el abrigo sería ajustado a nuestra necesidad y medio interno, ¿nos gustaría la textura del género? O ¿el color, o, el olor?, ¿serían las horas de descanso las pretendidas por ellos o las que necesitaría realmente? Aun cuando lograra sobrevivir, porque estos seres serían muy "cuidadosos" conmigo, sería una persona angustiada y "encerrada" en mi mundo, solo con gran esfuerzo podría ir resignificando algunas cuestiones, desandar un camino aprendido para aprender uno nuevo, el desafió será antes que hablar (suponiendo que en esta sociedad se usara algún tipo de lenguaje), apropiarme de los convencionalismos, para poder significar, necesidades, gustos, sentimientos. Aun cuando adquiera estos elementos, sería un ser con una condición "particular". Con habilidades, formas, y modos de representación del mundo que me rodea únicos.

Esta "imagen" en cuanto a su sentido, es referida por Temple Grandin, cuando dice que se siente como "un antropólogo en marte", frase que da origen al título de la obra de Oliver Sacks "Un antropólogo en marte".

Creo que la puerta sensorial, el gating, para representarnos el mundo de manera convencional, según se estructura nuestro psiquismo, como un andamiaje donde emociones, sensaciones y niveles de conciencia, se sostienen equilibradamente, corresponde principalmente a la función olfatoria. Silenciosa función y subjetiva, no tenida en cuenta, quizás porque la llevamos enfrente de nuestras narices.

Valdéz – Ruggieri (comps), "autismo, del diagnóstico al tratamiento" Ed. Paidós, 2011 Pag.35.

Spitz "El primer año de vida del niño" Ed. Aguilar,1974 – Pag.19.

Respecto de la representación y su relación conceptual con el autismo, he encontrado solo este trabajo de investigación excelentemente documentado del Dr. Calzetta, en relación a la representación dice "... Esta noción (representación) adquiere sentido en relación a la intención de Freud –sin duda aún vigente- de conceptualizar una psicología que no pierda el vínculo con su sustrato biológico, y que excluya la referencia a la consciencia como característica diferencial de lo psíquico.

El texto arriba mencionado contiene modelos que –como se dijo- conservan, aún hoy, actualidad y eficacia explicativa. Por ejemplo, se considera allí la forma en que se constituye la huella mnémica de la vivencia de satisfacción primigenia; es decir, el modelo de una representación primordial, que incluye los movimientos de descarga del sujeto como parte del registro de memoria de tal experiencia fundacional." *Representación y trauma en el autismo. Juan José Calzetta (Universidad de Buenos Aires P028, programación científica 2004-2007).*

De la teoría a la práctica

Quiero compartir una suerte de taller vivencial que realizamos dentro de un programa de formación continua, que realizamos con mi equipo en los consultorios, de Autismocba el 28 de Setiembre del 2013, colaboraron: Mariela Lancetti y Kathrin Seefeldt.

Taller: Percepción, propiocepción la NO representación.

Pasaron los participantes a la sala, con dos consignas claras, no poder emitir sonidos, ni gestos, ni hablar, seguir las indicaciones que se les dieran.

La sala, amplia desprovista de todo mobiliario a excepción de un columpio y un centenar de pelotitas de colores en el piso.

Se oyó la consiga en la voz de una mujer y en un idioma no conocido, duro y eutónico: "…sammeln gelben Bälle…, Gelbe Bälle haben gut riechen ", una y otra vez en el mimo tono, sin inflexiones, impostaciones, ni gestos, nada solo la extraña sentencia.

El grupo se empezó a incomodar, a algunos se le habían vendado los ojos y a otros se le habían atado las manos, quedaron quietos y en el lugar donde se habían ubicado. Algunos parados, otros sentados, los que podían ver, observaban pero no atinaron a realizar más que pequeños movimientos, queriendo interactuar con el interlocutor, sin que diera resultado.

Esta actividad se extendió por unos 15 minutos al cabo de los cuales se invitó al grupo a pasar a otro ambiente, más distendido, se les sugirió no hablar de la experiencia vivida recientemente pero si podían relajarse y hablar de cualquier otra cosa.

Cuando las caras de los participantes volvieron a ser rostros "amables", se les pidió que respondieran dos preguntas, la primera:

¿Cuál fue la primera sensación que tuvieron, como se sintieron?

Respuestas:

- Me quise ir...
- Quise tomar de la mano al interlocutor y sacarlo fuera....
- Le hubiera dado una cachetada para que se callara...
- Me quedé en el columpio y me relajé disfrutando del balanceo, no veía nada y me dejó de importar...
- Traté de extender mi mano para comunicarme y me ignoró

- Me quede sentada y apoyada contra el rincón de la pared por que sentí que estaba más protegida…

- Me quedé pensando y me concentraba en entender lo que me quería decir…

- Escuchaba la puerta y los pasos y trataba de pensar que estaba pasando escuche una pelotita correr por el piso…

La segunda:

¿Cuál cree que fue la consigna, que se les estaba pidiendo?, la mayoría respondió: "algo que ver con las pelotas, Jugar arrojar o algo así…"

La traducción de lo que se les pedía era: "junten pelotas amarillas, las pelotas amarillas tienen buen olor…"

Conclusión:

Me impactó profundamente que todas las sensaciones referidas e inhibidas, corresponden a las "conductas típicas" que podemos encontrar descriptas de personas con autismo: irse, pegar, quedarse en un rincón, balancearse, hipersensibilidad auditiva. Lo que me llevó a pensar que son conductas que están en todos nosotros que pueden o no aparecer según el contexto, la no representación de lo que ocurre en nuestro entorno.

Aun cuando la mayoría dedujo que la demanda versaba sobre pelotas. La no representación, es decir la falta de concepto, idea, integración entre las capacidades perceptivas y conciencia, hizo que la respuesta a la demanda fuera nula, entender que se trataba de pelotas (y no, de juntar pelotas amarillas que olían bien), nos llevó a pensar que hubo un pobre nivel de representación, que se construyó a partir de un pequeño aprendizaje. En una habitación desprovista de todo, excepto de un columpio y pelotas, la consigna debería ser en función de estos dos únicos elementos, (percepción se veían y oían las pelotas) cuando el interlocutor tomó una pelota del suelo, automáticamente discriminaron a este objeto, de haber percibido que las pelotas amarillas olían bien (mejor nivel de percepción), la discriminación hubiera sido mayor, también mayor el nivel de representación, hubiéramos estado mucho más cerca del concepto, la idea, la consigna, independientemente del idioma.

El enorme mundo representado por Fabricio

Quizás en esta impresión y registro, más provisto de preguntas y de enigmas que dé respuestas, pude observar que las representaciones los insondables mundos, y de los extensos universos de un sujeto solo podemos ser testigos externos de pequeñas e imperfectas significaciones.

Fabricio busca el sol...

Imperceptible, silencioso, se hace un bollito, se vuelve sobre sí mismo, cruza los brazos por delante y pone la cabeza entre las piernas flexionadas, sobre las que se arrodilla. Bicho bolita (también llamado cochinilla).

Del mismo modo que levantamos una piedra para encontrar un bicho bolita un día de humedad, basta con buscar un haz de luz solar para encontrar a Fabricio, asoleándose. No lo mira, no lleva el rostro a su encuentro, se somete, sucumbe, duerme, escucha, se comunica en silencio.

Entiendo un vínculo Fabricio-Sol, un diálogo en silencio, un momento una pausa, un idilio.

Aprender a ser sol, una gran empresa, como escuche hace poco si es "imposible" entonces sé que me llevará más tiempo. (29 de Junio 2010)

Margarita 7

Especial de fin de año

Se preguntaron ¿por qué los fuegos artificiales despiertan en casi todas las personas, sentimientos que van desde la curiosidad hasta el llanto emocional? Lo cierto es que hay tantas respuestas como variables hay en la física, que permite que el cohete dibuje tal parábola y trayectoria para que arbitrariamente explote disparando miles de estrellitas multicolor.

Podrán decirme que los componentes químicos del cohete al incendiarse producen colores, algunos más precisos harán una minuciosa descripción de los distintos químicos y minerales (óxido de zinc, nitrato de potasio, cobre, etc.) Algunos con suma minuciosidad me dirán la cantidad exacta de pólvora, para determinar el alcance del proyectil o su trayectoria, y los habrá más precisos aún, que explicarán la disposición en el cohete una compleja arquitectura de celdas y tabiques para permitir una secuencia y dispersión determinada.

Química, física, arquitectura, ingeniería, diseño… ninguna de estas ciencias explican lo que despiertan en mí y en muchos otros, los fuegos de artificio, ninguna explica por qué, no hay dos manifestaciones de color exactamente iguales, pese a que se pueden replicar con rigurosa exactitud los diferentes componentes.

Recientemente leí: "... el circuito meso-cortico-dopaminérgico es activado por péptidos (oxitocina – vasopresina) que promueven el rango de conductas sociales e integración social (Insel y Fernald 2004) Incluso se han reportado bajos niveles plasmáticos de oxitocina en niños con autismo.(Modhal , el. al.; 1998)" *Daniel Valdez, Víctor Ruggeri, "Autismo, del diagnóstico al tratamiento" (comps.) Capítulo : Bases neurobiológicas de los trastornos del espectro autista. Pag167. V. Ruggeri. Ed. Paidós 2011.-*

Explica con detalle y la misma minuciosidad con la cual podemos estudiar un cohete de artificio, un fenómeno (como aquello que se manifiesta), sin que me explique que siento frente a un sujeto con autismo, no hay dos sujetos iguales, y cada uno tiene su única e irrepetible manifestación de color.

Dividir, analizar, pesar, medir, diseñar, proyectar, no explican la "magia", las personas necesitamos de "magia", cada vez más, no todo debe ser explicado, menos cuando nos vinculamos con personas.

No todo debe ser explicado

Pese a que pudiera parecer un aspecto contradictorio respecto de lo que debe motivar a un investigador, juzgo exactamente lo contrario. Respecto del autismo tenemos una tendencia natural a dar explicaciones a todo cuanto se manifiesta y "forzar" posibles causas etiogénicas, esto me ha servido para descubrir en aquellos que sosteniendo un constructo teórico o epistemología particular, dejan abierta las posibilidades a otros enfoques. No perdamos de vista que nuestro objeto es un sujeto, y cada persona en su particularidad solo se explica a sí misma, y apenas si podemos conocerla un poco.

Referencias y Bibliografía

A. Schoppenhauer, *"el mundo como voluntad y representación, Vol 1. Ed. Fondo de Cultura Económica , 2005.*

Bonadeo, Martín José *"Odotipo: Historia Natural del Olfato y su función en la identidad de marca"1a ed. - Buenos Aires: Facultad de Comunicación. Universidad Austral, 2005.*

Calzetta, Juan Jose *"Representación y trauma en el autismo". (Universidad de Buenos Aires P028, programación científica 2004-2007).*

Daniel Valdez, Víctor Ruggeri, *"Autismo, del diagnóstico al tratamiento" Ed. Paidós 2011.-*

Flora Chade *"Aportes para la comprensión psicoanalítica del olfato. La fase oral-olfatoria." Ed. Proa XXI, 2005.*

Freud S. *"Obras completas" Ed. Orbis S.A. Vol.2, ensayos VII-XVI Proyecto de una psicología para neurólogos.*

L.I.S (Laboratorio de Investigaciones Sensoriales) CONICET- *Extración y modelación de los parámetros prosódicos para el análisis, síntesis y reconocimiento del habla. Informe Anual XLII- 2009 – ISSN-0325-2043.*

Mayer-Gross, Slater, Roth *"Psiquiatría clínica, Ed. Paidos Vol.3 1958.*

Olga Bogdashina, "*El autismo y los bordes del mundo conocido: la sensibilidad, el lenguaje y realidad construida*" *ed. Jessica Kingsley Publisher, 2005.*

Olga Bogdashina, *Psicóloga y lingüista, Profesora: Lingüista y doctora en Psicología, es profesora en la Universidad de Birmingham, en Reino Unido. Autora: Ha escrito 'Percepción sensorial en el autismo y Síndrome de Asperger' (Ed. Autismo Ávila), entre otras publicaciones. Directora: Dirige la primera escuela para niños con autismo en Ucrania.*

Oliver Sacks, "*Un antropólogo en Marte*" *ed. Anagrama. "compactos" 2013.*

Paul Watzlawick, Janet Beavin Bavelas, Don D. Jackson- *Teoría de la comunicación humana: interacciones, patologías y paradojas-Ed. Herder 1981.*

Rivera Amarillo Claudia Patricia, *Aprender a mirar el discurso sobre el autismo, Tesis, Dpto. Antropología, Universidad Nacional de Colombia. Mayo 2003.*

Sally Bloch-Rosen, Ph.D. (8 Abril 1999- Artículo) Síndrome de Asperger, Autismo de Alto Funcionamiento y Desórdenes del Espectro Autista, Traducción realizada por: Rogelio Martínez Maciá

Spitz R. "*El primer año de vida del niño*" *Ed. Aguilar, 1974*

Theo Peeters (Bélgica, 1943) es reconocido hoy como uno de los mayores expertos en autismo. Fundó el Center for Training Professionals in Autism (Centro para la formación de profesionales en autismo), situado en la ciudad belga de Antwerp.

Velleda Cecchi, "*Los otros creen que no estoy, Autismo y otras psicosis infantiles*" *ed. Lumen 2005*

Velleda Cecchi, Jornada Mensual: "Psicosis infantiles". Entrevista: Lic. Celia Buchn de junio

de 2006

ACERCA DEL AUTOR

"Investigar sobre un tema es, en definitiva, seguir las huellas de nuestro paso, marcado definitivamente por la infancia.

Humberto se decidió un día a caminar tras algunas pistas que sentía en su interior pero no terminaba de darle cause. Un día lo vio: " se vio a sí mismo jugando cuando pequeño con un vecino que años más tarde comprendió que era autista".

Esas tardes cordobesas conectado a un mundo extraño pero percibiendo lo que solo un niño puede ver, sin razonamientos ni prejuicios.

Allí comenzó a aproximarse a este mundo ajeno y propio y hoy es presentado en especulaciones teóricas pero seguidas de huellas intuitivas, infantiles y sobre todo muy sentidas.

Maria Gabriela Bertotti Centeno

Lic. En Psicología- Psicoanálisis

www.ingramcontent.com/pod-product-compliance
Lightning Source LLC
Chambersburg PA
CBHW030916180526
45163CB00004B/1852